BEI GRIN MACHT SICH IHR WISSEN BEZAHLT

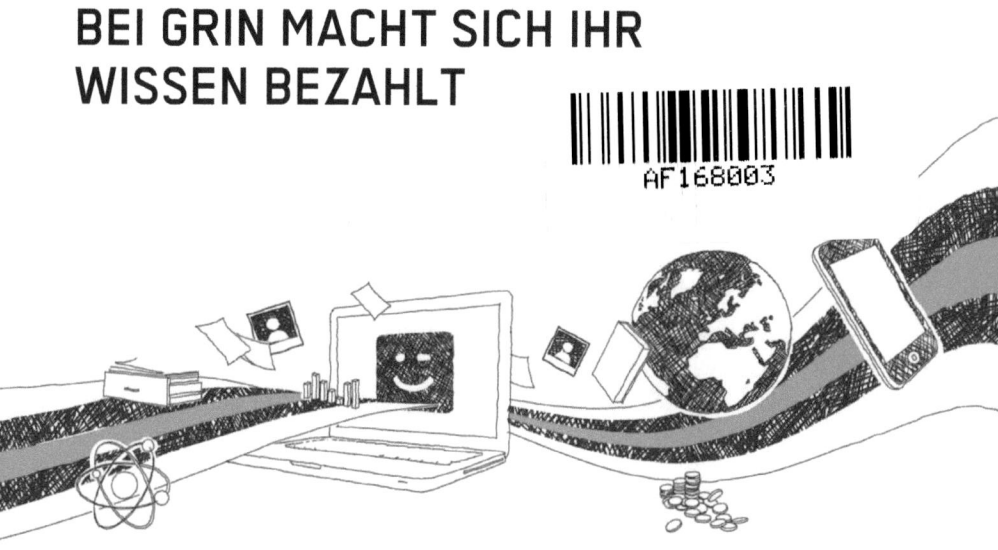

AF168003

- Wir veröffentlichen Ihre Hausarbeit,
  Bachelor- und Masterarbeit

- Ihr eigenes eBook und Buch -
  weltweit in allen wichtigen Shops

- Verdienen Sie an jedem Verkauf

Jetzt bei www.GRIN.com hochladen
und kostenlos publizieren

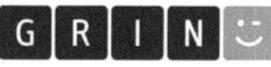

Bibliografische Information der Deutschen Nationalbibliothek:

Die Deutsche Bibliothek verzeichnet diese Publikation in der Deutschen National-
bibliografie; detaillierte bibliografische Daten sind im Internet über http://dnb.d-
nb.de/ abrufbar.

Impressum:

Copyright © 2019 GRIN Verlag
Druck und Bindung: Books on Demand GmbH, Norderstedt Germany
ISBN: 9783346058812

Vanessa Jäger

Frühsommer-Meningoenzephalitis

Übertragung, Pathogenese, Krankheitsverlauf, Diagnostik, Prophylaxe und Impfung

GRIN Verlag

Frühsommer-Meningoenzephalitis (FSME)

von

Vanessa Jäger

Bachelorarbeit

zur Erlangung des akademischen Grades

eines Bachelor of Science

an der Karl-Franzens-Universität Graz

Graz, im Oktober 2019

Inhaltsverzeichnis:

Abstract..1

Zusammenfassung...1

1. Flaviviren allgemein...2

2. Das FSME-Virus..3

    2.1   Aufbau des Virus...3

    2.2   Pathogenese 6

3. Übertragung des FSME Virus 7

    3.1   Übertragung durch Zecken..7

    3.2   Andere mögliche Übertragungswege......................................9

4. Klinik 9

    4.1   Krankheitsverlauf...9

    4.2   Krankheitsfolgen..11

    4.3   Einmal infiziert – ewig immun?...11

5. Diagnostik 12

6. Impfung..13

7. FSME Endemiegebiete / Verbreitung in Österreich............................16

8. Aussicht auf weitere Ausbreitung / Mutationen..................................19

9. Literaturverzeichnis...22

Abstract:

Tick-borne encephalitis virus (TBE) belongs to the genus Flaviviruses *(Flaviviridae)* and affects the central nervous system. The infection can lead to life-threatening complications such as meningitis or meningo-encephalitis. TBE can lead to long-term neurological symptoms and also to death. There are three subtypes of the TBE virus including the european subtype, the far eastern subtype and the sibirian subtype.

The incubation period of TBE, which is often non-symptomatic, is between seven and twentyeight days on average. After this time there is usually a biphasic course discribed. The first phase is discribed as a about seven days lasting period with unspecified symptoms similar to influenza. After that there is a small period described as sympom-free. The second phase ist the viremic stage and involves neurological symptoms like meningitis, encephalitis or meningoencephalitis.

There is no medical treatment known yet, so there is only the chance of prevention in the form of a vaccine. The deteciton of TBE is possible with the detection of specific IgM and IgG antibodies wich is done mainly by ELISA. Using the PCR method for detection is only possible in the early stages of the infection.

In Austria there is a increasing number of TBE infections over the past ten years. Reasons for this raise are amongst other things the climate change, which leads to better conditions for the virus vectors. There is also a further spread predicted which can be also be justified by the global warming as well as other conditions like further changes of host vectors.

Einleitung:

In den letzten 10 Jahren kommt es in vielen Gebieten trotz verfügbarer Impfungen zu steigenden Erkrankungsraten an dem von Zecken übertragenen Virus Frühsommer-Meningoencephalitis (FSME). Infektionen manifestieren sich durch neurologische Symptome und führen zu Infektionen in Bereichen des Gehirns, der Hirnhaut oder des Knochenmarks. Schwere Krankheitsverläufe können ebenfalls langzeitige Folgesymptome mit sich bringen und schlimmsten Falls sogar tödlich verlaufen. Da es keine spezifische Therapie gibt, beschränken sich therapeutische Maßnahmen auf Symptombekämpfung.

Eine wichtige präventive Maßnahme, die gesetzt werden kann, ist die FSME-Impfung. Hierbei ist es wichtig, die vorgegebenen Zeitabstände der Injektionen einzuhalten, um einen vollständigen Impfschutz gewährleisten zu können.

Im Rahmen dieser Arbeit soll das FSME-Virus, die Übertragung, die Pathogenese des Virus, der Krankheitsverlauf, die Diagnostik, sowie die Prophylaxe in Form einer Impfung beschrieben werden. Anhand aktueller Studien und Daten soll vor allem die aktuelle Situation in Österreich dargestellt werden und ein Zukunftsausblick auf weitere Verbreitung des Virus und auf weitere mögliche Virusmutationen gestellt werden.

1. Flaviviren allgemein

Zur Familie der Flaviviren (*Flaviviridae*) gehören Flaviviren, Pistiviren und Hepaciviren. Viren dieser Gattung werden über Arthotrophen (Stechmücken, Zecken) übertragen. Die wichtigsten humanpathogenen Vertreter der Flaviviren sind das Gelbfiebervirus, das Japanische-Encephalitis-Virus, das Denguevirus und das Frühsommer-Meningoenzephalitis-Virus. Flaviviren haben ein Plus-Strang-RNA-Genom mit einer Länge von ca. 9000 bis 13000 Basen [1]. Die Viruspartikel sind sphärisch umhüllt und haben einen Durchmesser von 40-60 nm. Die (+)ssRNA fungiert direkt nach der Infektion als mRNA. Dadurch kann ein großes Vorläuferprotein synthetisiert werden, welches rund 3000 Aminosäuren umfasst. Durch proteolytische Spaltung kann dieses Vorläuferprotein anschließend von viralen und zellulären Proteasen in die benötigten Virusproteine gespalten werden. Der Bereich des 5' Endes des open reading frame (ORF) codiert für die Strukturproteine, der des 3' Endes für die Nichtstrukturproteine und die virale RNA abhängige RNA-Polymerase.

Bei der Replikation im Zytoplasma wird das (+)ssRNA-Genom als Matrize verwendet. Die hierbei entstehenden komplementären (-)ssRNA-Fragmente werden als Matrizen für die Synthese einer Vielfalt neuer (+)ssRNA-Viren verwendet [2].

Die Replikationsproteine sind bei allen Flaviviren homolog und umfassen eine RNA-Helikase, eine RNA-abhängige RNA-Polymerase und eine Serinprotease. Zur Assemblierung des Virions und der darauffolgenden Bildung der Glykoproteinhaltigen Lipidhülle, kommt es durch Knospenbildung an den intrazellulären Membranen. Der Transport der Viruspartikel über zytoplasmatische Vestikel erfolgt über den Sekretionsweg. Über Exozytose kommt es zur Freisetzung der Viruspartikel. Als Wirte fungieren Säugetiere aller Gattungsarten und Vögel [1].

2. Das FSME-Virus

2.1 Aufbau des Virus

Das FSME-Virus ist ein positiv polarisiertes RNA-Virus (+ssRNA) und gehört zur Familie der Flaviviren. Das Virus wird in drei Subtypen unterteilt. Der europäische Subtyp wird übertragen von der Spezies *Ixodes ricinus* und ist heimisch in den ländlichen und bewaldeten Gebieten Ost-, Mittel- und Nordeuropas. *Ixodes ricinus* wird auch als „Gemeiner Holzbock" bezeichnet und ist die bekannteste Art der Schildzecken. Der fernöstliche Subtyp ist endemisch in den fernöstlichen Gebieten Russlands, in Japan und in China. Er wird hauptsächlich von *Ixodes persulcatus* übertragen. Der Vektororganismus des sibirischen Subtyps ist ebenfalls *Ixodes persulcatus* und ist endemisch im fernen Osten Russlands, im Ural und in einigen Gebieten Nordosteuropas. [3]

Bei Betrachtung durch das Elektronenmikroskop erscheint das FSME-Virus, so wie es in **Abbildung 1** ersichtlich ist, als sphärischer Partikel. Der Durchmesser des Viruspartikels beträgt 40-50 nm, der Kern ist 30 nm dick und die Dicke des Mantels beträgt etwa 6 nm. Es handelt sich um ein Virus mit icosahedralem Aufbau des Proteinmantels.

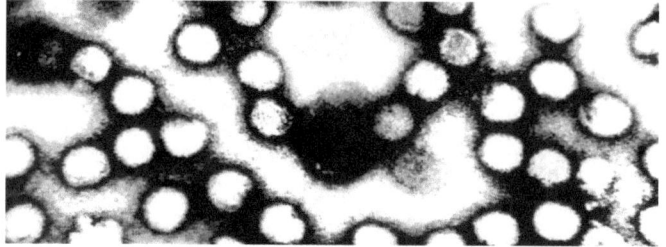

Abbildung 1: FSME-Viruspartikel unter dem Elektronenmikroskop (Negativkontrastdarstellung): sphärische Viruspartikel mit einem Durchmesser von 40-50 nm. [4]

Das Virus besitzt 3 Strukturproteine. Das Kernprotein C, welches das Genom enthält, das Membranprotein prM (Pre-membrane) oder M (Membrane) und das Glykoprotein E (Envelope). Zusammen mit Lipiden und Polysacchariden bilden die Strukturproteine die Bestandteile des Virusmantels. Bei reifen Viren wird das Membranprotein prM verwendet, bei unreifen das Membranprotein M. Die Strukturproteine ragen fransenartig aus der Oberfläche heraus, wobei das Glycoprotein E parallel an der Oberfläche lokalisiert ist. [4] **(Siehe Abbildung 2)**

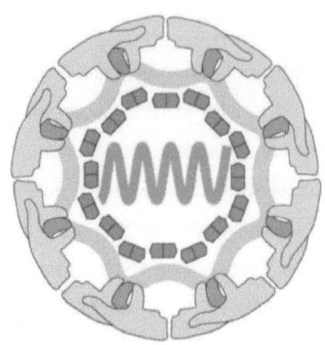

Abbildung 2: Schematische Darstellung eines Frühsommer-Meningoenzephalitis-Virions: Das Genom in der Mitte (lila) wird von einer Vielzahl an Kopien des Kernprotein C umgeben; gemeinsam bilden sie das Nukleokapsid, das von einer Lipidmembran (hellblau) umgeben ist; Protein M und Protein E sind in die Lipidmembran eingebettet und sind grau bzw. hellgrün dargestellt. [5]

Das Glykoprotein E besteht aus 496 Resten und ist das wichtigste Oberflächenprotein des FSME-Virus. Es kommt bei allen Flaviviren vor. Eine nach außen gerichtete Fläche des Proteins besitzt eine CHO-tragende Seitenkette, auf welche die variable Antigenität zurückzuführen ist. Diese Seitenkette unterscheidet sich bei den Subtypen der Flaviviren in der Größe und der Sequenz. Die Kopfgruppe des Proteins besteht aus vier immunogenen Domänen (Domäne I, II, III und IV), welche sich mittels monoklonaler Antikörper identifizieren lassen und unter dem Transmissionselektronenmikroskop sichtbar gemacht werden können.

Domäne I liegt am N-Terminus und hat eine Beta-Barrel-Struktur, die für das Protein eine wichtige Rolle spielt. Sie unterteilt sich in zwei diskontinuierliche

Polypeptidketten, die durch zwei Disulfidbrücken stabilisiert werden und eine konservierte Peptidsequenz besitzen.

Domäne II ist länglich und setzt sich aus zwei Bereichen von Beta-Strängen zusammen, die durch Loops und zwei kurze Helices miteinander verbunden sind. In diesem Bereich ist die einzige Glykosilierungsstelle des reifen Virions lokalisiert, die sowohl für die Neurovirulenz, als auch für den Austritt aus der Wirtszelle relevant ist. An der Spitze von Domäne II befindet sich eine hochkonservierte Fusionsschleife, die für die Fusion von Virus- und Wirtsmembran verantwortlich ist.

Domäne III ist mit Domäne I über eine 15 Aminosäuren lange Sequenz verbunden. Sie besitzt eine Disulfidbrücke und zeigt charakteristische Merkmale von Immunglobulinen.

Domäne IV besteht aus einer Transmembranregion aus zwei Helixes und einer Stammregion aus drei peripheren Membranhelixes.

Protein E ist somit hauptverantwortlich für die Virusfusion mit der Wirtszelle. Die Fusion findet in saurem Milieu und bei einem Temperaturoptimum von 37°C statt. [4 ,5]

Protein M ist der Rest seines Vorläufers prM, welcher für die Reifung der Viruspartikel verantwortlich ist. Es besteht aus 75 Resten und ist damit deutlich kleiner als Protein E. Protein M besteht aus einer peripheren Membranhelix, zwei Transmembranhelixes und einer Schleifenregion am N-Terminus, die für die Interaktion mit Protein E verantwortlich ist. Protein M verstärkt die Wechselwirkungen zwischen den E Proteinen und verhindert den Übergang in fusogene Konformationen beim Übergang des Virus auf die saure Umgebung des Endosoms.

Protein C setzt sich aus 96 Aminosäurenresten zusammen und ist in vier alpha-Helixes organisiert, die antiparallele Dimere bilden. Es wird angenommen, dass diese Dimere mit der Wirtsoberfläche wechselwirken. [5]

2.2 Pathogenese

Unmittelbar nach dem Zeckenbiss kommt es zu einer lokalen Vermehrung der Viren. Die Aufnahme in den Organismus erfolgt durch rezeptorvermittelte Endocytose. Hierbei spielt das Protein E eine wichtige Rolle. Bei Kontakt des Protein E mit der Zelloberfläche wird die Ausschüttung des Virusgenoms ins Zytoplasma induziert. In den Langerhans-Zellen findet die erste Virusreplikation statt. Da es sich um ein positiv polarisiertes Virus handelt, kann sofort die Transkription eines Vorläuferproteins induziert werden, welches anschließend prozessiert und in die jeweiligen Struktur- und Nichtstrukturproteine übersetzt werden. Durch diese Vermehrung kommt es nach 7 bis 10 Tagen zur sogenannten ersten Virämiephase. Die zweite virämische Phase erfolgt durch den Transport zu den lokalen Lymphknoten. Von hier aus erfolgt die Verbreitung in extraneurale Gewebe wie die Milz, die Leber und das Knochenmark. [4,6] Hier erfolgt eine weitere Virusvermehrung, vor allem in den zum Immunsystem gehörenden Zellen. Zu diesem Zeitpunkt befinden sich große Mengen des Virus im Blut (Virämie). Nach der Überwindung der Blut-Hirnschranke kommt es zur Infektion des Zentralnervensystems (ZNS). Dies geschieht im Zuge der Virämie und durch die Replikation der Viren im Gefäßendothel. Es kann aber auch vorkommen, dass die Infektion durch Verschleppungen in Makrophagen erfolgt. Im ZNS erfolgt eine weitere Virusvermehrung, die ein Absterben von Neuronen bewirkt. Die daraus resultierenden Nekrosen, sowie die darauffolgende Immunreaktion führen zu einer Schwellung des Gehirns (Ödem). Dies führt zu einer weiteren Schädigung der Nervenzellen, wodurch es zu Läsionen im Bereich des Kleinhirns, des Großhirns, des Hirnstamms, des Rückenmarks oder in den Basalganglien kommen kann. Infektionen der motorischen Vorderhornzellen führen zu schlaffen, dauerhaften Lähmungen.

Es ist auch möglich, dass sich das Virus entlang der Nervenbahnen ausbreitet. Daher ist es möglich, sich über die Nasenschleimhaut mit dem Virus zu infizieren. Nervenbahnen des Riechepithels können die Viren bis zum Großhirn weiterleiten. Eine aerosole Infektion über diesen Weg, ist jedoch nur im Labor möglich. [13]

3. Übertragung des FSME-Virus

FSME kann über verschiedene Wege übertragen werden. Der für den Menschen relevanteste Weg ist die intrakutane Übertragung durch einen Zeckenbiss. Zudem kann das Virus aber auch durch eine alimentäre Infektion, durch die Aufnahme von roher Milch oder deren Erzeugnisse übertragen werden.

3.1 Übertragung durch Zecken

Weltweit sind derzeit über 800 verschiedene Zeckenarten bekannt. Sie sind eine Subklasse der Milben *(Arariden)* und werden in die Untergruppe der *Ixodoidae* eingeteilt. Die FSME übertragende Zeckenart gehört zu der Gattung der *Agarasiden*. Diese zeichnet sich durch ein Schild auf dem Rücken aus und werden daher auch als Schildzecken bezeichnet. Der Körper der Zecken ist avoidförmig und sie besitzen 4 Beinpaare (Larven 3 Beinpaare). Der Stechapparat besteht aus 3 Bestandteilen, welche einen Kanal bilden, der als Mund dient. Das Hypostom mit schuppenartigen Zähnchen liegt zentral und gleicht einem Widerhaken. Die Schneidewerkzeuge liegen an den Spitzen der dorsal liegenden Cheliceren, welche paarweise zusammengeschmolzen vorliegen. Sie werden von der Zecke benötigt, um durch die Haut durchdringen zu können. [4]

Zecken kommen vor allem in waldreichen Gebieten, Gräsern und Unterholz vor. Optimale Aktivitätsbedingungen stellen hohe Luftfeuchtigkeit und Temperaturen ab 7°C dar, unabhängig von der Jahreszeit. Bei kälteren Temperaturen, befinden sich die Zecken im Laubstreu. [7]

Zur Sinneswahrnehmung besitzen Zecken sogenannte Sensillen, welche auf der ganzen Körperoberfläche verstreut vorliegen, am dichtesten jedoch im Bereich des Tarsus des vorderen Beinpaares. Dieser Bereich wird als das Haller'sche Organ, welches in **Abbildung 3** abgebildet ist, bezeichnet. Hier finden sich vermehrt unterschiedliche Sinnesborsten, welche für die Umweltwahrnehmung und für die Orientierung eine entscheidende Rolle spielen. Die Wahrnehmung eines vorbeiziehenden Wirtes erfolgt durch Vibrationen. Laktat, Ammoniak, Oktenole, Phenole, Kohlendioxid und warme Temperatur, signalisieren den Zecken günstige, bluthaltige Stichplätze auf dem Wirtsorganismus.

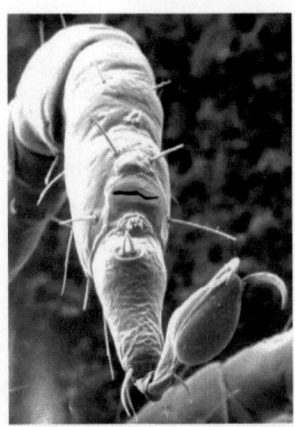

Abbildung 3: Haller'sches Organ: Vorderansicht des Haller'schen Organs einer Zecke, lokalisiert auf dem Tarsus des ersten Beinpaares mit sensiblen Sinnesborsten. [4]

Das FSME-Virus wird von der Zecke beim Stich über ihren Speichel in den Wirt induziert. Über die Speicheldrüsen wird der Wasser- und Ionenhaushalt der Zecke geregelt. Sie schwellen beim Saugakt stark an. Das ermöglicht der Zecke die Aufnahme der Blutflüssigkeit zu regulieren. Die granulärenen Azini, sekretorische Endstücke der Speicheldrüsen, werden von FSME-Viren befallen. Die Viren vermehren sich in ihrem Zytoplasma und werden mit Sekretanteilen beim Platzen in den Drüsengang entleert und so übertragen. [4]

Ebenfalls bekannt ist, dass der Speichel der Zecke eine narkotisierende Wirkung hat, wodurch ein Zeckenstich meist über einen Zeitraum von einigen Tagen unbemerkt bleibt. Die Infektion hat zu diesem Zeitpunkt jedoch bereits erfolgt, unabhängig davon, ob die Zecke bereits Blut gesaugt hat oder nicht. [8,9]

Nach dem Stich der Zecke werden, wie bereits in der Pathogenese des Virus beschrieben, zunächst die Langerhans-Zellen der Hautschicht infiziert. Zunächst vermehren sich diese hier lokal und nutzen die Zellen als Transportmittel zu den Lymphknoten. Es erfolgt die erste Virämiephase. Hier werden die Lymphozyten und die Makrophagen infiziert. Dies hat zufolge, dass die ersten Abwehrmechanismen des Immunsystems gebremst werden. Im Laufe der zweiten Virämie kommt es zur Infektion des Nervensystems. Die Zielzellen sind die Epithelzellen der Hirnhäute, die Purkinje-Zellen im Kleinhirn, die motorischen Kerne im Hirnstamm und im

Rückenmark und Zellverbände im Thalamus (Dienzephalon und Mesenzephalon). Die Infektion der Zielzellen verläuft lytisch. [10]

3.2 Übertragung durch andere Vektoren

Neben der Übertragung des FSME-Virus über die Zecke sind auch noch weitere, jedoch bemerkenswert weniger relevante Übertragungswege bekannt. Schafe, Ziegen und Kühe, welche durch Zecken mit dem Virus infiziert wurden, scheiden das Virus in geringer Menge in ihrer Milch aus. Die Übertragung auf diesem Weg auf den Menschen ist durch den Konsum von Käse oder Milch möglich, wenn die Erwärmung nicht mindestens 65°C während 30 Minuten beträgt. Die Pasteurisierung, das bedeutet die Erhitzung der Milch auf 80°C für mindestens eine Minute lang, sorgt für vollständige Inaktivierung der FSME-Viren. Durch diese sogenannte alimentäre Infektion, wird das Virus über die Darmepithelzellen aufgenommen. Nach einer Replikation kommt es zu einer Weitergabe ins Lymphgewebe oder ins Blut. [4]

4. Klinischer Krankheitsverlauf

Die einzelnen Krankheitsstadien einer FSME-Virusinfektion und deren Symptomatik sind in **Tabelle 1** aufgelistet.

Krankheitsverlauf	Symptome
Inkubationszeit	keine
Vorphase	grippeähnliche Symptome
Zwischenphase	keine
2. Krankheitsphase	
• Meningitis (50%)	Kopfschmerzen, Fieber, Nackensteifheit
• Meningoenzephalitis (40%)	Gleichgewichtsstörungen, Müdigkeit, Koma, Gesichtslähmungen, Sprech- und Schluckstörungen, Atemregulationsstörungen
• Myelitis (10%)	Lähmungen der Arme und Beine

Tabelle 1: Krankheitsverlauf einer FSME-Virusinfektion mit biphasischem Verlauf: Symptomatik der einzelnen Krankheitsstadien.

Die Inkubationszeit liegt bei 7 bis 14 Tagen, wobei bei der enteralen Übertragung, durch den Konsum von virushaltiger Milch, eine Inkubationszeit von 3 bis 4 Tagen beobachtet wurde. In der Regel treten während der Inkubationszeit keinerlei Beschwerden auf. In 70% der Fälle treten danach zunächst unspezifische grippeähnliche Symptome auf (leichtes Fieber, Kopfschmerzen, katarrhalische und gastrointestinale Beschwerden). Dieser Zeitraum wird als Vorphase oder Prodromalstadium bezeichnet. Nach einer darauffolgenden beschwerdefreien Zwischenphase von bis zu einer Woche kann ein erneuter Fieberanstieg (über 39°C) auftreten, welcher den Beginn der zweiten Krankheitsphase, der sogenannten Hauptphase markiert. In diesem Fall ist das erste Krankheitsstadium klar vom zweiten Krankheitsstadium separiert, man spricht von einer biphasischen Verlaufsform. Es gibt jedoch auch Fälle, in denen die Hauptphase klinisch stumm verläuft. Die Infektion kommt also bereits vor der meningoenzephalitischen Phase zum Stillstand. Es fehlen jedoch noch genaue Studien über diese Verlaufsform, da vermutet wird, dass bekannte Fälle aufgrund der milder ausfallenden Symptomatik nicht registriert wurden. Dasselbe gilt für den inapperzepten Krankheitsverlauf. Hier sollen sowohl die Vorphase, als auch die Hauptphase stumm verlaufen.

Zudem gibt es noch den monophasischen Verlauf, in dem die Zwischenphase der Beschwerdefreiheit wegfällt. Die erste Krankheitsphase geht direkt in die Hauptphase über. Diese Form ist typisch für ein enzephalitisches oder enzephalomyelitisches Krankheitsbild. [4]

Generell signalisiert die zweite Krankheitsphase den Virusbefall des Zentralnervensystems nach der ersten subkutanen Erregervermehrung. Dieser Befall kommt bei einem Drittel der Erkrankten vor und manifestiert den Übergang der Viren durch die Blut-Hirn-Schranke. Bei 50% der Betroffenen äußert sich diese Phase durch eine Meningitis (Gehirnhautentzündung) mit Symptomen wie Kopfschmerzen, Fieber und Nackensteifheit. 40% der Fälle führen zu einer Meningoenzepalitis, einer Entzündung des Gehirns und der Hirnhäute. Diese Äußert sich durch Beschwerden wie Gleichgewichtsstörungen, Müdigkeit, Koma, Gesichtslähmungen, Sprech- und Schluckstörungen und Atemregulationsstörungen. In 10% der Fälle kommt es zusätzlich zu einem Befall der Nervenstränge, die aus dem Rückenmark austreten, einer Myelitis. Diese ist manifestiert durch Lähmungen der Arme und Beine.

Abweichende Verlaufsformen oder Kombinationen der Symptomatik können ebenfalls auftreten. Des Weiteren ist der Krankheitsverlauf abhängig vom Alter des Patienten. [8]

Während bei Kleinkindern Fälle beobachtet werden, in denen die Erkrankung trotz Kontakt mit dem Virus gar nicht stattfindet oder nur mit leichtem Fieber, werden bei Patienten ab dem 40. Lebensjahr schwerere Krankheitsverläufe festgestellt. [9]

4.1 Krankheitsfolgen

Bei 40 bis 50% der Patienten kommt es nach einer überstandenen FSME-Infektion zu Lanzeitbeschwerden. Zu den am meisten auftretenden Symptomen zählen kognitive Störungen und neuropsychatrische Beschwerden wie Apathie, Schlafstörungen, Reizbarkeit, Gedächtnis- sowie Konzentrationsstörungen. Weiters können chronischen Kopfschmerzen, Gehörverlust, Tinitus, Koordinationsschwierigkeiten oder Lähmungen auftreten. Es gibt auch Einzelnachweise, die eine lebenslange depressive Verstimmung nach überstandener Krankheit beschreiben.

Die Dauer der Symptome ist unterschiedlich und ist ebenso wie der Krankheitsverlauf abhängig vom Alter des Patienten. Permanente Schäden zu welchen Lähmungen, Schwerhörigkeit schwere Geistesstörungen und Artikulationsstörungen zählen, treten bei 11,3% der Fälle auf. [6]

Die Mortalitätsrate liegt generall bei etwa 1%. Die meisten durch FSME verursachen Sterbefälle durchliefen einen myelitischen Krankheitsverlauf. Todesursachen sind häufig Pneumonien bei maschinell beatmeten Personen, Herzversagen oder Lungenembolien. [4]

4.2   Einmal infiziert – ewig immun?

Eine überstandene FSME-Infektion führt zu einer lebenslangen Persistenz neutralisierender IgG- Antikörper. Diese Antikörper führen zu einem Schutz vor einer Neuerkrankung. Somit sind ist für Betroffene keine Schutzimpfung mehr erforderlich und sie sind gegen das Virus lebenslang immun. Diese Immunität kann auch mittels serologischer Untersuchungen nachgewiesen werden.

Es ist jedoch zu beachten, dass frühere Kontakte mit verwandten Flaviviren das Ergebnis verfälschen können. Daher sind bei derartigen serologischen Nachweisen, sowohl spezifische IgM- als auch IgG- Antikörper zu beachten. [8]

5. Diagnostik

Die Diagnose einer FSME basiert auf dem Vorhandensein einer Prodomalphase mit grippeähnlichen Symptomen oder gegebenenfalls neurologischen Symptomen. Weiters erfolgt die Anamnese über einen Aufenthalt in einem Risikogebiet, sowie einen eventuell erinnerlichen Zeckenbiss. Darauf folgt eine Untersuchung zum Nachweis von entzündlichen Veränderungen im Blut und im Liquor. [19]

Ein direkter Nachweis des FSME-Virus im Blut ist lediglich während der Virämiephase möglich. Auch aus dem Liquor und aus den redikoendothelialen Organen lässt sich zu dieser Zeit das Virus isolieren und anschließend mit Polymerase-Kettenreaktion (PCR) spezifische Bestandteile des Genoms, die virale RNA, nachweisen.

In der zweiten Phase, in der es zum Auftreten neurologischer Symptome kommt, ist das Virus im Blut sowie im Liquor oder den inneren Organen nicht mehr diagnostizierbar. [4] Das Virus ist somit nur mehr indirekt nachweisbar. Dies ist möglich über die neutralisierenden Antikörper im Blut. Die ELISA-Technik ist die am häufigsten angewendete Methode zur Bestimmung von FSME-Antikörpern. Der schematische Ablauf einer Festphasen-ELISA zur Diagnostik eines FSME-Virusbefalls ist in **Abbildung 4** dargestellt.

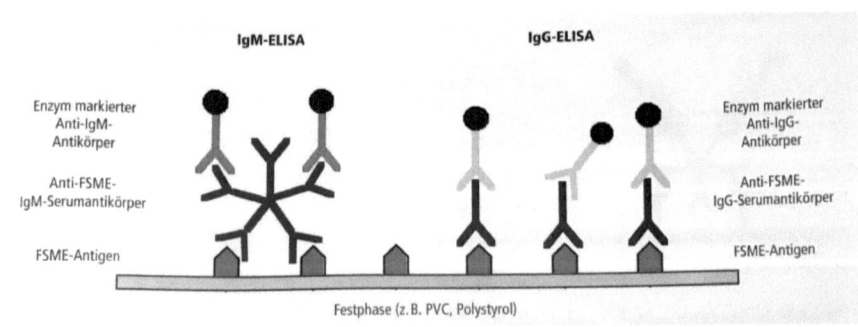

Abbildung 4: Schematische Darstellung einer Festphasen-ELISA zum Nachweis von FSME-IgM- und IgG-Antikörpern. Hierbei werden bei beiden Nachweismethoden FSME-Antigene an einer Festphase fixiert und mithilfe von Anti-FSME-IgG- bzw. Anti-FSME-IgM-Serumantikörpern können anschließend Enzym markierte Anti-IgG- bzw. Anti-IgM-Antikörper gebunden und somit detektiert werden. Ungebundene Konjugate werden durch Waschschritte entfernt. [4]

Der serologische Nachweis erfolgt durch die Detektion virusspezifischer IgM-Antikörper, welche sich 2-4 Wochen nach dem Zeckenstich nachweisen lassen. Der Nachweis von IgG-Antikörpern ist nach weiteren 1-2 Wochen möglich. Der gleichzeitige Nachweis der beiden Antikörperklassen beweist zusammen mit der vorhanden Symptomatik und der nicht vorhandenen Impfung die FSME-Infektion. Der Antikörpernachweis ist auch im Liquor möglich. [19]

Mit dem Neutralisationstest oder dem Hämaglutaninationshemmtest lassen sich Antikörper gegen die viralen Oberflächenantigene feststellen. Diese erscheinen üblicherweise als erstes. Diese Antikörper lassen sich über Jahrzehnte lang nachweisen. Weiters kann die Immunität gegen das Virus festgestellt werden. Dies ist möglich, da neutralisierende Antikörper mit anderen Flaviviren keine Kreuzreaktionen aufweisen. Sie sind also virusspezifisch. Die Immunglobulinklassen lassen sich mit immunologischen Methoden wie dem Westernblot, ELISA oder der Immunfluoreszenz unterscheiden. Durch diese Klassenunterteilung können Aussagen über den Ablauf der Krankheit, sowie über den Zeitpunkt des Viruskontaktes getroffen werden. [4]

6. Impfung

Die FSME-Impfung bewirkt eine Anregung des Immunsystems zur Antikörperproduktion. Die Immunabwehr wird aktiviert und FSME-Viren können so neutralisiert werden. Trotz der genetischen Ähnlichkeit des FSME-Virus zu anderen Flaviviren, wie zum Beispiel dem Gelbfiebervirus oder dem Dengue-Virus, ist die Antigenität zu unterschiedlich und es ist ein spezifischer Impfstoff erforderlich. Weiters konnte durch unterschiedliche Untersuchungen verifiziert werden, dass für die auf dem Markt erhältlichen Impfstoffe eine Kreuzimmunität, sowohl für den europäischen als auch für den sibirischen und fernöstlichen FSME-Typ, vorhanden ist. Man kann diesen Impfstoffen infolge eine eurasische Gültigkeit zuweisen. Der erste Impfstoff wurde 1971 durch die Zusammenarbeit von dem Zentrum für Virologie der Universität Wien und dem Microbiological Research Establishment in Proton Down Bei Salesbury in Großbritannien von Prof. Dr. Christian Kurz (Wien) Und Prof. Dr. James hergestellt. Zur damaligen Zeit kam es jedoch zum Auftreten von zahlreichen Nebenwirkungen, welche sich auf die unzureichenden

Reinigungsverfahren zurückzuführen waren. Mit der Einführung der Durchfluss-Ultrazentrifugation 1979 konnte ein signifikant höherer Reinheitsgrad erzielt werden und die Nebenwirkungen konnten somit reduziert werden. [4]

Die für die Frühsommer-Meningoencephalits entwickelten Impfstoffe sind Totimpfstoffe, das heißt es handelt sich um abgetötete FSME-Viren, die das körpereigene Abwehrsystem anregen, Antikörper zu bilden, ohne dass die jeweilige Krankheit ausbricht. Diese Art der Impfung nennt man auch aktive Immunisierung, deren Ziel der Aufbau eines langfristigen Schutzes ist. Für die Herstellung des Impfstoffes erfolgt die Virusvermehrung in geschlossenen Bioreaktoren, welche anschließend durch Hochleistungszentrifugation im Saccharosdichtegradienten abgetrennt, konzentriert, gereinigt und anschließend abgetötet werden. Dem Impfstoff werden Substanzen wie Adjuvans und Aluminiumhydroxid zugefügt, was zu Folge hat, dass die Antikörperproduktion durch Anregung des Immunsystems verstärkt wird.

Gängige Impfstoffe auf dem Markt sind FSME-IMMUN®, welcher das Antigen aus dem Stamm Virusstamm Karlsruhe-K23 enthält und Encepur®, basierend auf dem Stamm Neudoerfl. Für Erwachsene wird FSME IMMUN® Erwachsene, welches ab dem 16. Lebensjahr verabreicht wird oder Encepur® Erwachsene, welches ab dem 12. Lebensjahr verabreicht werden kann. Für Kinder werden FSME-IMMUN® 0,25 ml Junior (bis zum 16. Lebensjahr) oder Encepur® Kinder (bis zum 12. Lebensjahr) verwendet, wobei beide Impfstoffe ab dem 1. Lebensjahr zur Verabreichung zugelassen sind. [8, 11, 12]

Da in Österreich alle Bundesländer FSME-Risikogebiete darstellen, ist die Impfung für alle in Österreich lebenden/sich aufhaltenden Personen empfohlen. Laut Impfplan 2019 ist die Impfung für Kinder ab dem 1. Lebensjahr zulässig. Erfolgt die Impfung jedoch vor dem 1. Lebensjahr, frühestens jedoch ab dem 6. Monat, wird die Impfwirkung als wesentlich schwächer beurteilt. [12]

Aktive Schutzimpfung:

Als aktive Impfung werden Injektionen von abgetöteten, abgeschwächten oder Bruchteile von Erregern bezeichnet, bei denen der Körper von selbst schützende Antikörper gegen den Erreger bildet. Vorteilhaft ist zudem, dass hierbei vom

Immunsystem ein langzeitiges Erinnerungsvermögen ausgeprägt wird, sodass bei einer erneuten Infektion schnell eine große Menge an schützenden Antikörper produziert werden können. [13] Der Impfplan der beiden Impfstoffe FSME-IMMUN® und Encepur® ist in **Tabelle 2** und **3** ersichtlich. Schematisch wird bei FSME-IMMUN® die 2. Teilimpfung nach 1-3 Monaten und nach 5-9 Monaten die 3. Teilimpfung verabreicht. Bei Encepur® liegt der Zeitabstand für die 2. Teilimpfung ebenfalls bei 1-3 Monaten, die 3. Teilimpfung wird jedoch erst nach 9-12 Monaten verabreicht. Der vollständige Impfschutz ist erst nach allen 3 Teilimpfungen gegeben.

In Bedarfsfällen kann der obigen Grundimmunisierung eine Schnellimmunisierung angehängt werden. Hierbei erfolgt die Verabreichung der 2. Dosis bei FSME-IMMUN® nach bereits zwei Wochen. Die 3. Dosis wird nach 5-12 Monaten verabreicht. Bei der Schnellimmunisierung mit dem Impfstoff Encepur® erfolgt die 2. Teilimpfung nach 7 Tagen, die 3. Teilimpfung nach weiteren 14 Tagen.

FSME-IMMUN®			
	Menge	**Normales Impfschema**	**Schnellimmunisierung**
1. Dosis	0,5 ml	beliebiger Zeitpunkt	beliebiger Zeitpunkt
2. Dosis	0,5 ml	1 bis 3 Monate nach der 1. Dosis	14 Tage nach der 1. Dosis
3. Dosis	0,5 ml	5 bis 9 Monate nach der 2. Dosis	5 bis 12 Monate nach der 2. Dosis

Tabelle 2: Impfplan des FSME-Impfstoffes FSME-IMMUN®: Hierbei werden sowohl bei der Durchführung nach dem normalen Impfschema, als auch bei der Schnellimmunisierung drei Teilimpfungen in verschiedenen Zeitabständen zu je 0,5 ml verabreicht.

Encepur®			
	Menge	**Normales Impfschema**	**Schnellimmunisierung**
1. Dosis	0,5 ml	beliebiger Zeitpunkt	beliebiger Zeitpunkt
2. Dosis	0,5 ml	1 bis 3 Monate nach der 1. Dosis	7 Tage nach der 1. Dosis
3. Dosis	0,5 ml	9 bis 12 Monate nach der 2. Dosis	14 Tage nach der 2. Dosis

Tabelle 3: Impfplan des FSME-Impfstoffes Encepur®: Hierbei werden sowohl bei der Durchführung nach dem normalen Impfschema, als auch bei der Schnellimmunisierung drei Teilimpfungen in verschiedenen Zeitabständen zu je 0,5 ml verabreicht.

Nach 3 Jahren ist die erste Auffrischung der Grundimmunisierung erforderlich. Bei der Encepur-Schnellimmunisierung wird die Auffrischungsimpfung bereits nach 12-18 Monaten verabreicht. Danach erfolgt bis zum 60. Lebensjahr alle 5 Jahre eine Auffrischung. Ab dem 60. Lebensjahr jeweils nach 3 Jahren. Sollte nach der 2. Dosis der Grundimmunisierung eine Impfung versäumt oder der Abstand zwischen den Teilimpfungen zu groß sein, ist eine einzige zusätzliche Dosis notwendig um diese nachzuholen. Die Grundimmunisierung muss nicht erneut erfolgen. Empfohlen wird zudem auch, Booster- und Auffrischungsimpfungen immer vor Saison zu applizieren, damit zum Zeitpunkt des Beginns der Zeckenaktivität, eine Immunität garantiert werden kann. [12]

Passive Schutzimpfung:

Als passive Immunisierung wird ein Impfverfahren bezeichnet, bei dem Antikörper injiziert werden, welche in der Regel von Menschen stammen, die einen Impfschutz gegen den Erreger besitzen. Diese Methode wird angewandt, wenn ein schneller Impfschutz erforderlich ist, beispielsweise, wenn der Patient bereits mit dem Erreger in Kontakt gekommen ist. [13] Ungeimpften Patienten wurden also nach einem Zeckenstich hoch konzentrierte Antikörper von einem Patienten mit Impfschutz verabreicht, um eine Inaktivierung des möglicherweise Übertragenen FSME-Viruses zu erzielen. Diese Injektion erfolgte 72 bis maximal 92 Stunden nach dem Zeckenstich.

Diese Art der Immunisierung wird jedoch heute gegen den FSME-Virus nicht mehr angewendet, da sie im Vergleich mit der aktiven Immunisierung bei Weitem nicht so eine hohe Wirksamkeit aufwies. Zudem war die Herstellung, die Überprüfung und die Gewinnung sehr Kostenaufwendig. [8]

7. FSME Endemiegebiete / Verbreitung in Österreich

Österreich gehört zu den am stärksten betroffenen FSME-Risikogebieten in Europa. Fallregistrierungen kommen hierbei aus allen Bundesländern. Im Jahr 2018 gab es 154 Fälle gemeldeter FSME-Erkrankungen. Dies ist ein enormer Anstieg im Vergleich zu den letzten 10 Jahren (**Siehe Tabelle 4 und Abbildung 5)**

Jahr	FSME-Erkrankungsfälle in Österreich
2008	65
2009	60
2010	67
2011	103
2012	49
2013	100
2014	81
2015	79
2016	95
2017	123
2018	154

Tabelle 4: Anzahl der FSME-Erkrankungsfälle in Österreich 2008-2018. [17]

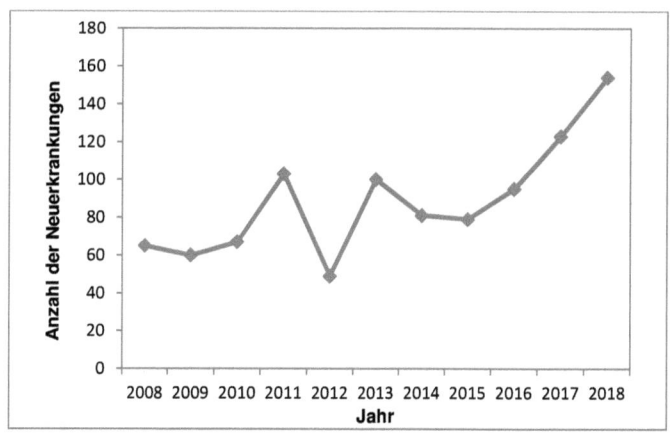

Abbildung 5: Graphische Darstellung der Anzahl der FSME-Erkrankungsfälle in den letzten 10 Jahren. [17]

Obwohl die Steiermark und Kärnten, wie in **Abbildung 6** ersichtlich ist, bisher im Vergleich zu anderen Bundesländern das größte Risikogebiet darstellten, stammen mittlerweile die meisten Erkrankungsfälle aus Oberösterreich und Tirol. Selbst in Vorarlberg, wo bisher das Risiko geringer war, mit dem Flavivirus in Kontakt zu kommen, gibt es mittlerweile mehrere Fallregistrierungen jährlich. Die Gefahr sich mit dem Virus zu infizieren besteht jedoch überall, da sich die Risikogebiete fortlaufend verändern und ausweiten können.

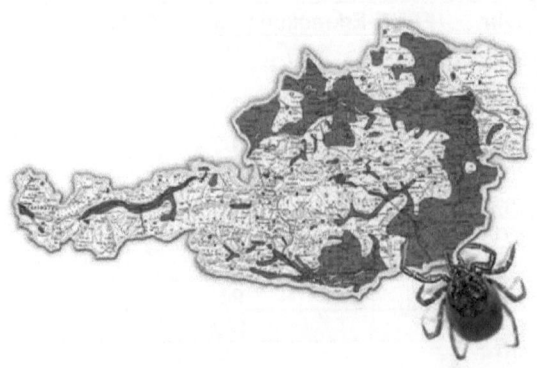

Abbildung 6: Risikogebiete in Österreich: Rot gekennzeichnete Bereiche markieren FSME-Risikogebiete in Österreich. [15]

Mehr als die Hälfte der Patienten, die 2018 an FSME erkrankt sind waren über 50 Jahre alt. 28 Fälle betrafen Kinder unter 15 Jahren. 77 Krankheitsfälle wurden mit schwerem Verlauf, unter Befall des Gehirns, der Hirnhäute und des Rückenmarks gemeldet. Nur ein Drittel der Patienten mit derartig schwerem Verlauf wurden wieder vollständig gesund. 5 Patienten verstarben 2018 an den Folgen von FSME. [15, 16, 17]

Einer der möglichen Gründe für den enormen Anstieg ist die stetig sinkende Impfmoral der Bevölkerung. Obwohl in Österreich die Durchimpfrate international verglichen hoch ist, wird hierzulande offensichtlich die vorgeschriebene Durchführung der Impfung missachtet. Durch Überschreitung der empfohlenen Zeitintervalle zwischen den Teilimpfungen, sowie durch zu lange hinausgezögerte Auffrischungsimpfungen oder gar vergessene Auffrischungsimpfungen, ist kein vollständiger Impfschutz gegen das FSME-Virus gegeben.

Im Jahr 2018 konnte zudem sowohl eine hohe subjektive und objektive Zeckenaktivität, als auch eine hohe Zeckendichte festgestellt werden. Eine mögliche Erklärung für dieses Phänomen können die durch den Klimawandel bedingten, optimalen Temperaturbedingungen für Zecken sein. Auch ein Vorhandensein von genügend Wirten lässt sich auf gute Wetterbedingungen zurückführen, da diese sowohl Mensch als auch Tier häufiger Aktivitäten in der Natur ausüben lässt, wo sie mit Zecken in Kontakt kommen können. [16]

8. Aussicht auf weitere Verbreitung und Mutationen

Unter Berücksichtigung der aktuellen Prognosen der globalen Erwärmung, lässt sich bezüglich der weiteren Ausbreitung des FSME-Virus eine hohe weitere Verbreitung prognostizieren. Üblicherweise liegt der Aktivitätszeitraum der Zecken zwischen März und Oktober. Zwischen den Monaten November und Februar halten Zecken Winterruhe und ziehen sich dabei unter der Laubdecke zurück. Jedoch wurden bedingt durch die veränderten Temperaturverhältnisse bereits längere Aktivitätsphasen der Zecken festgestellt. [18] Auch die verbesserte Überlebenschance kleiner Nagetiere, die als potentielle Wirte für die Zecken fungieren können, tragen zur weiteren Ausbreitung von Zecken und infolge auch der Viren bei. [8]

Veränderte Klimabedingungen führen zudem zu einer Bereichserweiterung vor allem in höhergelegene Gebiete, sowie eine generelle Ausbreitung der Vorkommensareale. Dies ist vor allem bedingt durch wärmere Winter, länger andauernde Vegetationsperioden und längere, heißere Sommer. Während zu Beginn des 20. Jahrhunderts durchschnittlich 2 Tage im Jahr mit Temperaturen über 30°C aufgezeichnet wurden, sind es heute bereits 15. Man rechnet diesbezüglich mit einer Verdopplung, das heißt 30 Tage mit über 30 Grad bis zum Jahr 2030 und mit 50 Hitzetagen Ende des 20. Jahrhunderts. [19, 20, 21]

Es wird außerdem damit gerechnet, dass sich bedingt durch den Klimawandel die Lebenszyklen der Zecken beschleunigen werden. Abhängig von den vorhandenen Bedingungen dauert ein durchschnittlicher Lebenszyklus vom Ei bis zur adulten Zecke zwischen 2 und 6 Jahre. Durch die steigenden Temperaturen in Verbindung mit den sich erhöhenden Lufttemperaturen wird die Dauer des Lebenszyklus beschleunigt. Mit dieser Beschleunigung geht eine Erhöhung der Eiproduktion einher, die wiederum für eine höhere Populationsdichte der Zecken verantwortlich ist.

Auch das menschliche Verhalten muss als Grund für die Zunahme der Erkrankungsfälle erwähnt werden. Ebenfalls bedingt durch warme Wetterbedingungen kommt es zu einer erhöhten Nutzung der Natur als Freizeitaufenthaltsort, wo die Gefahr besteht, mit infizierten Zecken in Kontakt zu kommen.

Ein weiterer wesentlicher Faktor die Ausbreitung von FSME ist die steigende menschliche Lebenserwartung. Dies bringt auch mit sich, dass Personen mit hohem Alter einen höheren Anteil der Bevölkerung einnehmen. Ein Großteil dieser alten Menschen weist einen guten Gesundheitszustand auf, ist infolgedessen auch relativ aktiv und verbringt ebenfalls viel Zeit in der Natur. Dazu kommt aber noch, dass alte Menschen schwer zu Impfungen zu motivieren sind und diese jedoch auch nicht so eine hohe Immunität verleihen kann, wie vergleichsweise bei einem jungen Menschen. Erkrankungen im zunehmenden Alter verlaufen zudem schwerer. [8, 25]

Generell ist das FSME-Virus relativ stabil, rein genetisch gesehen wurden noch keine medizinisch relevanten Veränderungen seit der Entwicklung des Impfstoffes festgestellt. [22, 25]

Die einzigen bisher nachgewiesenen genetischen Variationen in FSME-Viren sind Mutationen in Form von Einzelnukleotidsubstitutionen, auf welche die Unterteilung der drei Subtypen zurückzuführen ist. Bei phyliogenetischen Untersuchungen ergab sich hierbei ein Unterschied von 15,2%-16,4% und 6,2%-6,9% auf Nukleotid bzw. Aminosäurenebene. Die Subtypen sind durch eine spezifische Aminosäuensignatur gekennzeichnet, welche zu Klassifizierungszwecken verwendet werden können. Genau konnte bisher der evolutionäre Werdegang der Virusverbreitung auf die verschiedenen Vektorspezies, sowie die örtliche Bestimmung des ersten Auftretens des Virus, noch nicht bestimmt werden. Alle Hypothesen beruhen jedoch auf der Hypothese der genetischen Variabilität. Der Vektorwechsel ist somit bedingt durch die hohe Mutationsrate, gefolgt von natürlicher Selektion. Durch Anpassung an neue Vektoren entstehen Mutationen im für das Protein E codierende Gen. Diese Veränderungen können die räumliche Struktur der RNA destabilisieren. Obwohl solche Partikel defekt sind und sich normal nicht selbst replizieren können, können sie durch Komplementierung in der Viruspopulation gehalten werden. Dies ermöglicht es dem Virus, sich an einen alternativen Rezeptor eines anderen Subtyps anzupassen und dessen Rezeptorprotein E wirksam zu binden. Der Eintritt in die Zelle wird so ermöglicht. Durch natürliche Selektion entsteht ein Pool von Viren, denen es möglich ist auf andere Vektoren überzugehen. [23]

Zurückzuführen auf diese Erkenntnisse, kann auch eine weitere Ausbreitung des FSME-Virus durch neue Vektoren vorhergesagt werden. Im Oktober 2018 wurde zudem eine neue Zeckenart in Österreich entdeckt. *Hyaloma marginatum* ist eine subtropische Riesenzeckenart, die unter anderem das Krim-Kongo Virus übertägt. Durch Zugvögel können sie von Afrika nach Europa eingeschleppt werden. Die überdurchschnittlich heißen Sommer und die ebenfalls noch warmen Herbsttemperaturen stellen optimale Bedingungen für die subtropische Zeckenart bereit. Die vollgesogenen Nymphen können sich nach der Einschleppung zu adulten Zecken entwickeln. Auch diese Zeckenart kann das FSME Virus übertragen und somit zur weiteren Ausweitung des Virus beitragen. [24]

9. Literaturverzeichnis:

1   Peter Simmonds, Paul Becher, Jens Bukh, Ernest A Gould, Gregor Meyers, Tom Monath, et al. ICTV Virus Taxonomy Profile: Flaviviridae (2017) S. 2-3, PMID: 28218572

2   https://www.spektrum.de/lexikon/biologie/flaviviren/24798 - zuletzt besucht am: 13.09.2019

3   https://ecdc.europa.eu/en/tick-borne-encephalitis/facts/factsheet - zuletzt besucht am: 13.09.2019

4   Norbert Satz, Frühsommer-Meningoenzephalitis (FSME) (2006) Verlag Hans Huber, Horefe AG, Bern; S. 18-22; 30-32; 60; 165-167; 202-203; 253

5   Lauri I. A. Pulkkinen, Sarah J. Butcher, Maria Anastasina; Tick-Borne Encephalitis Virus: A Structural View (2018) S. 2-4 PMID:29958443

6   Petra Bogovic, Franc Strle; Tick-borne encephalitis: A review of epidemiology, clinical characteristics, and management (2015) S. 432-434
7   https://www.zecken.de/de/news/zecken/wo-leben-zecken - zuletzt besucht am: 13.09.2019

8   Dr. Jochen Süss; Zecken - Was man über FSME und Borreliose wissen muss (2008); Heinrich Hugendubel Verlag Kreuzlingen/München; S.27; 72-75; 101-106; 135-139

9   Univ.Prof. Dr. med Gerold Stanek, Univ. Prof. Dr. Med Hanns Hofmann (1994); Krank durch Zecken, FSME und LYME-Borreliose; Verlag Wilhelm Maudrich Wien-München-Bern S. 15-27

10   R. Kalser; Frühsommermeningoenzephalitis; Springer Verlag Berlin Heidelberg 2016; DOI 10.1007/s00115-016-0134-9, S. 669

11   Roman Prymula, Eva Maria Pöllabauer, Borislava G. Pavlova, Alexandra Löw-Baselli, Sandor Fritsch, Rudolf Angermayr, et al. (2006); Antibody persistence after two vaccinations with either FSME-IMMUN® Junior or ENCEPUR® Children followed by third vaccination with FSME-IMMUN® Junior; S.736-737 PMID: 22699436

12   https://www.sozialministerium.at/cms/site/attachments/5/4/7/CH4062/ CMS1546865142466/190211_impfplan_oesterreich_2019_web.pdf - zuletzt besucht am: 15.09.2019
13   https://www.impfen-info.de/wissenswertes/aktive-und-passive-immunisierung/ zuletzt besucht am: 15.09.2019
14   http://www.dieterhassler.de/index.php?id=66 - zuletzt besucht am 15.09.2019
15   https://www.zecken.at/zeckenundfsme.html - zuletzt besucht am: 15.09.2019
16   https://oevih.at/wp-content/uploads/2019/05/OEVIH_Pressegespraech-FSME-Steigende-Fallzahlen.pdf - zuletzt besucht am: 15.09.2019

17 https://www.ages.at/themen/ages-schwerpunkte/vektoruebertragene-krankheiten/zecken/durch-zecken-uebertragbare-krankheiten/ - zuletzt besucht am: 15.09.2019

18 https://www.zecken.de/de/news/zecken-freuen-sich-ueber-klimawandel - zuletzt besucht am: 15.09.2019

19 https://www.awmf.org/uploads/tx_szleitlinien/030-035l_S1_Fr%C3%BChsommer_Meningoenzephalitis_FSME_2016-06.pdf – zuletzt besucht am: 15.09.2019

20 https://www.global2000.at/klimawandel-oesterreich – zuletzt besucht am: 15.09.2019

21 Jan C. Semenza, Jonathan E. Suk (2017). Vector-borne diseases and climate change: a European perspective. S. 1-2 PMCID: PMC5812531

22 https://science.apa.at/rubrik/politik_und_wirtschaft/FSME_Wie_ein_Impfstoff_entsteht/SCI_20170427_SCI75194489035604590 – zuletzt besucht am: 15.09.2019

23 Sergey Y Kovalev, Tatyana A Mukhacheva (2014). Tick-borne encephalitis virus subtypes emerged through rapid vector switches rather than gradual evolution. S. 4307-4308 PMID: 25540692

24 https://www.wetter.at/wetter/oesterreich-wetter/Gefaehrliche-Riesen-Zecke-bringt-neue-Krankheit/370940891 – zuletzt besucht am: 15.09.2019

25 Prof. Dr. med Erika von Mutius, Prof. Dr. Josef H. Reichholf, Dr. Claudia Deigele, Rundgespräche der Kommission für Ökologie – Zur Ökologie von Infektionskrankheiten: Borreliose, Frühsommer-Meningoenzephalitis (FSME) und Fuchsbandwurm (2005); Verlag Dr. Friedrich Pfeil, München; S.47-50; 58-59

BEI GRIN MACHT SICH IHR WISSEN BEZAHLT

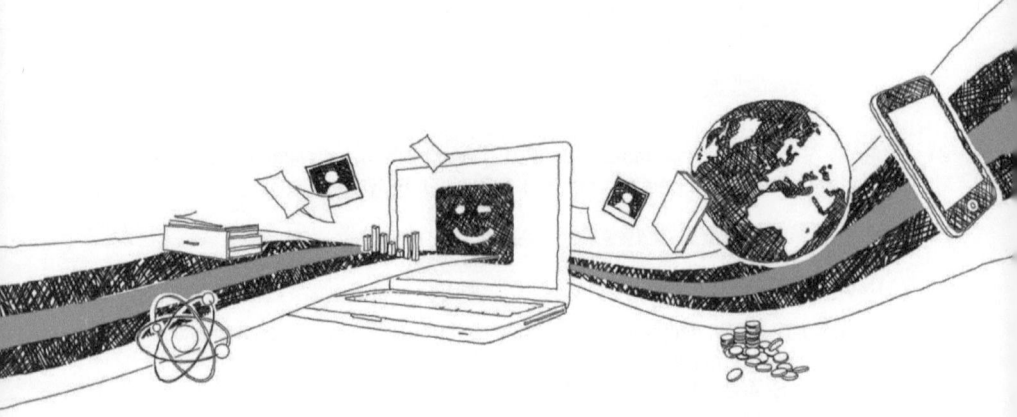

- Wir veröffentlichen Ihre Hausarbeit,
  Bachelor- und Masterarbeit

- Ihr eigenes eBook und Buch -
  weltweit in allen wichtigen Shops

- Verdienen Sie an jedem Verkauf

Jetzt bei www.GRIN.com hochladen und kostenlos publizieren

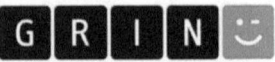